essentials

Essentials liefern aktuelles Wissen in konzentrierter Form. Die Essenz dessen, worauf es als „State-of-the-Art" in der gegenwärtigen Fachdiskussion oder in der Praxis ankommt. Essentials informieren schnell, unkompliziert und verständlich.

- als Einführung in ein aktuelles Thema aus Ihrem Fachgebiet
- als Einstieg in ein für Sie noch unbekanntes Themenfeld
- als Einblick, um zum Thema mitreden zu können

Die Bücher in elektronischer und gedruckter Form bringen das Expertenwissen von Springer-Fachautoren kompakt zur Darstellung. Sie sind besonders für die Nutzung als eBook auf Tablet-PCs, eBook-Readern und Smartphones geeignet.

Essentials: Wissensbausteine aus den Wirtschafts, Sozial- und Geisteswissenschaften, aus Technik und Naturwissenschaften sowie aus Medizin, Psychologie und Gesundheitsberufen. Von renommierten Autoren aller Springer-Verlagsmarken.

Frank Nawroth

Social Freezing

Kryokonservierung unbefruchteter Eizellen aus nicht-medizinischen Indikationen

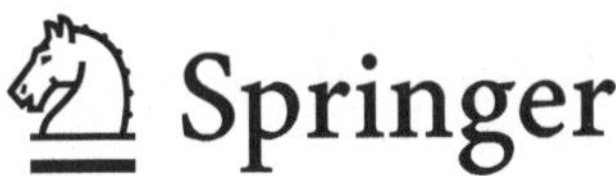

Prof. Dr. med. Frank Nawroth
Hamburg
Deutschland

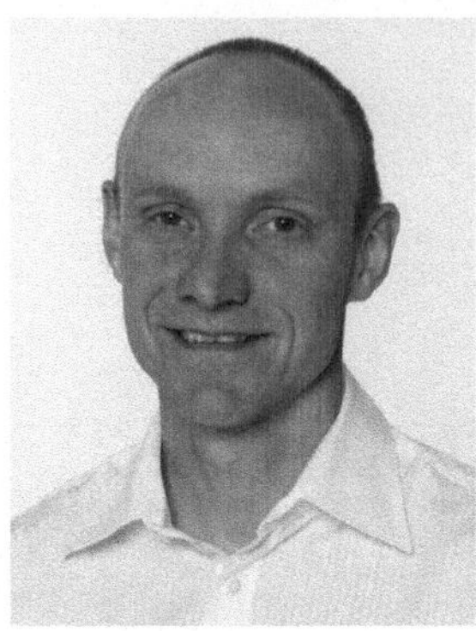

ISSN 2197-6708 ISSN 2197-6716 (electronic)
essentials
ISBN 978-3-658-09891-9 ISBN 978-3-658-09892-6 (eBook)
DOI 10.1007/978-3-658-09892-6

Die Deutsche Nationalbibliothek verzeichnet diese Publikation in der Deutschen Nationalbibliografie; detaillierte bibliografische Daten sind im Internet über http://dnb.d-nb.de abrufbar.

Springer
© Springer Fachmedien Wiesbaden 2015

Gedruckt auf säurefreiem und chlorfrei gebleichtem Papier

Springer Fachmedien Wiesbaden ist Teil der Fachverlagsgruppe Springer Science+Business Media
(www.springer.com)

Vorwort

Dieses Essential basiert auf einer 2013 publizierten Arbeit (Nawroth 2013) und stellt die aktuellen Daten zum „Social freezing" für interessierte Kolleginnen/Kollegen aller Fachgebiete komprimiert und übersichtlich dar.

Mein Dank gilt Frau Dr. rer. nat. Beatrice Maxrath für ihre Hilfe bei der Bereitstellung der Abbildungen.

Was Sie in diesem Essential finden können

- Eine Einführung in die Grundlagen der Kryokonservierung
- Eine Darstellung des Ablaufes eines Social freezing
- Eine Erläuterung der Chancen, Grenzen und möglichen Komplikationen
- Überlegungen zur Entwicklung des zukünftigen Stellenwertes der Methode

Inhaltsverzeichnis

1 Einleitung 1

2 Nicht-medizinische Gründe für die Kryokonservierung
   unbefruchteter Eizellen 3

3 Unter welchen Voraussetzungen ist ein Social freezing sinnvoll? 5
   3.1 Alter 5
   3.2 Ovarielle Reserve 6

4 Ovarielle Stimulation und Gewinnung der Eizellen 9
   4.1 Durchführung 9
   4.2 Mögliche Komplikationen 11

5 Kryokonservierung 13

6 Verwendung der unbefruchteten Eizellen nach dem
   Auftauen und Therapiechancen 17

7 Gesundheit der Kinder 25

8 Bis zu welchem Alter sollte der Transfer erfolgen? 27

9 Erfahrungen im Netzwerk *Ferti*PROTEKT 29

10 Kosten und Stellungnahmen von Fachgesellschaften 31

11 Zusammenfassung 35

Was Sie aus diesem Essential mitnehmen können 37

Literaturverzeichnis 39

Einleitung 1

Die Kryokonservierung unbefruchteter Eizellen stellt eine seit längerem etablierte Möglichkeit zur Fertilitätsprotektion vor onkologischen Therapien (Chemotherapie und/oder Radiatio) dar, in deren Folge die Fruchtbarkeit einer Frau beeinträchtigt sein könnte. Eine besondere mediale Aufmerksamkeit hat die Methodik erst viel später dadurch erlangt, dass sie nun auch im Zusammenhang mit der Erhaltung der Fertilität bei Frauen ohne medizinische Notwendigkeit angewendet wird.

Das hat zu einer umfassenden und teilweise kontroversen Diskussion in der Fachwelt, aber auch der allgemeine Öffentlichkeit und Laienpresse über „Sinn und Unsinn" geführt. Klar ist, dass die Anwendung gerade bei nicht-medizinischer Indikation einer besonders detaillierten individuellen Beratung über den Ablauf, mögliche Komplikationen sowie die realistischen Chancen für die spätere Geburt eines Kindes bedarf.

Im Folgenden werden daher die genannten Beratungsinhalte thematisiert und anhand des aktuellen Wissens die wesentlichen Eckdaten der relevanten Informationen herausgearbeitet.

© Springer Fachmedien Wiesbaden 2015
F. Nawroth, *Social Freezing,* essentials, DOI 10.1007/978-3-658-09892-6_1

Nicht-medizinische Gründe für die Kryokonservierung unbefruchteter Eizellen

2

Obwohl bekannt ist, dass die Fertilität bereits etwa ab Mitte der 3. Lebensdekade einer Frau sinkt, geben etwa 30 % der sowohl männlichen als auch weiblichen Bevölkerung an, dass sie eine abnehmende Fruchtbarkeit erst ab dem etwa 40. Lebensjahr vermuten (Allensbacher Berichte 2007). Das ist sicherlich nur eine der Ursachen für die zeitliche Verschiebung der Familienplanung. Verschiedene Lebenssituationen können Ursache dafür sein, dass die eigentlich erfolgreichste Form der Fortpflanzung, die spontane Konzeption im „optimalen" Lebensalter, nicht in Betracht gezogen wird.

Mitunter fühlen Frauen sich in bestimmten beruflichen Situationen einer Familiengründung noch nicht gewachsen. Dazu gehören z. B. die Karriereplanung und die für manche Frauen ungenügende Unterstützung in Beruf und Familie, welche ihnen mit einer Schwangerschaft/Geburt nicht vereinbar erscheint. Viele denken auch wegen des Fehlens eines festen Lebenspartners im optimalen reproduktiven Alter über die prophylaktische Anlage einer Fertilitätsreserve nach.

Auch wenn eine Frau grundsätzlich schwanger werden kann, solange sie noch Eisprünge und Regelblutungen aufweist, sinken die Chancen doch jenseits des 30. Lebensjahres – anfangs nur langsam, später dann deutlicher, ohne dass eine Frau dies selber an Symptomen bemerken muss.

Andererseits liegt nach der letzten OECD-Statistik 2009 das mittlere Erstgebärenden-Alter in Deutschland mittlerweile bei ca. 30 Jahren (Abb. 2.1).

Die gebildeten Eizellen weisen immer häufiger Störungen des Erbmaterials auf (z. B. wenigstens 60 % aller Eizellen von Frauen >40 Jahre), was die Chancen einer Schwangerschaft senkt und – im Falle einer Konzeption – zu einem Anstieg der Abortraten führt.

© Springer Fachmedien Wiesbaden 2015
F. Nawroth, *Social Freezing*, essentials, DOI 10.1007/978-3-658-09892-6_2

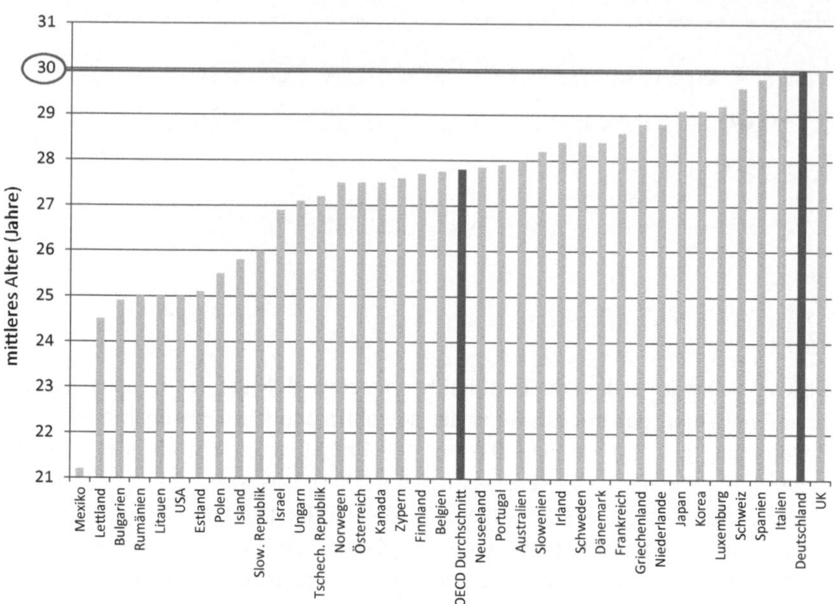

Abb. 2.1 Mittleres Alter der Frau bei der ersten Geburt (Stand: 2009). (Quelle: http://www.oecd.org/els/social/family/database)

Zeichnen sich Situationen ab, die eine längerfristige Verwirklichung des Kinderwunsches unwahrscheinlich machen, ist es nachvollziehbar und durchaus überlegenswert, sich über das Einfrieren unbefruchteter Eizellen beraten zu lassen. Der Nutzen einer solchen Maßnahme ist stark abhängig vom Alter einer Frau zum Zeitpunkt der Eizellentnahme und der Zahl eingefrorener Eizellen.

Unter welchen Voraussetzungen ist ein Social freezing sinnvoll? 3

3.1 Alter

Die oben genannte mit dem Alter steigende Wahrscheinlichkeit einer Aneuploidie der Eizellen ist der Grund dafür, ein Social freezing mit zunehmendem Alter – insbesondere nach dem 35. Lebensjahr – kritischer zu diskutieren. Dieses qualitative Problem der Eizellen lässt sich auch durch die Quantität – also „viele" kryokonservierte Eizellen – nicht kompensieren.

Cil et al. (2013) publizierten eine Meta-Analyse von 10 Studien aus den Jahren 1996–2011 mit 2265 Zyklen bei 1805 Patientinnen. Hier zeigte sich – unabhängig von der Einfriermethode – eine deutliche Altersabhängigkeit der Ergebnisse (Abb. 3.1).

SF	Slow freezing
VT	Vitrifikation
TO 2	2 aufgetaute Eizellen
TO 4	4 aufgetaute Eizellen

Interessanterweise liegt momentan das durchschnittlicher Alter, in dem Frauen über ein Social freezing nachdenken, mit etwa 38 Jahren deutlich oberhalb dessen, was als optimal anzusehen wäre, um später ein ausgewogenes Verhältnis von Kosten und Nutzen zu erreichen (Mertes und Pennings 2011).

Letztendlich liegt es im individuellen Ermessen der/des Beratenden zu entscheiden, wo er/sie seine Altersgrenze in der Beratung und Empfehlung des Social freezing sieht.

© Springer Fachmedien Wiesbaden 2015
F. Nawroth, *Social Freezing,* essentials, DOI 10.1007/978-3-658-09892-6_3

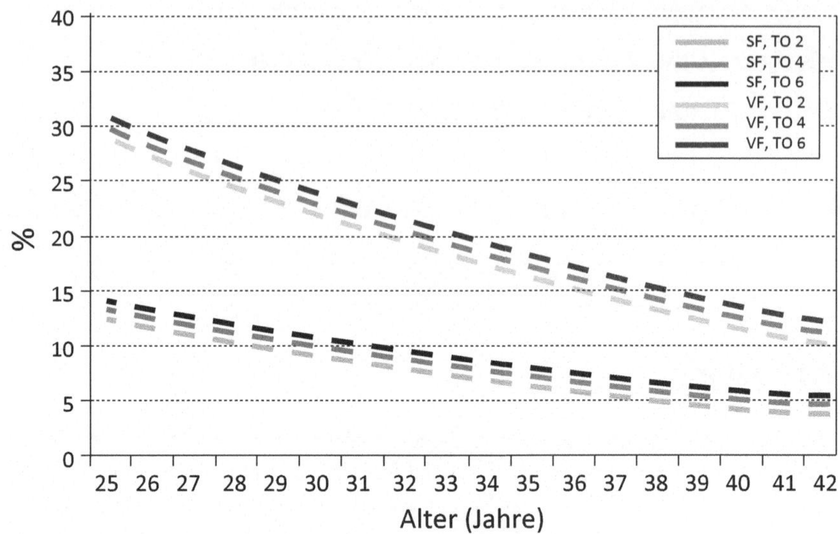

Abb. 3.1 Altersabhängige Wahrscheinlichkeit einer Lebendgeburt basierend auf der Zahl aufgetauter Eizellen (2 bzw. 4). (nach Cil et al. 2013)

3.2　Ovarielle Reserve

Der valideste Parameter zur Beurteilung der ovariellen Reserve ist das von den primären bis frühen antralen Follikeln gebildete Anti-Müller-Hormon (AMH), welches im Serum messbar ist und dessen Wert mit dem Alter sinkt (Seifer et al. 2011) (Abb. 3.2).

So lässt sich ungefähr einschätzen, wie eine Frau auf eine ovarielle Stimulation reagieren wird und ob man ggf. mit einer eingeschränkten Reaktion rechnen muss. Eine aus dem AMH abgeleitete ungefähre Prognose der zu erwartenden Eizellzahl ist für den beratenden Arzt neben dem Alter der Frau eine wichtige Basis in der individuellen Beratung über den Nutzen des Social freezing.

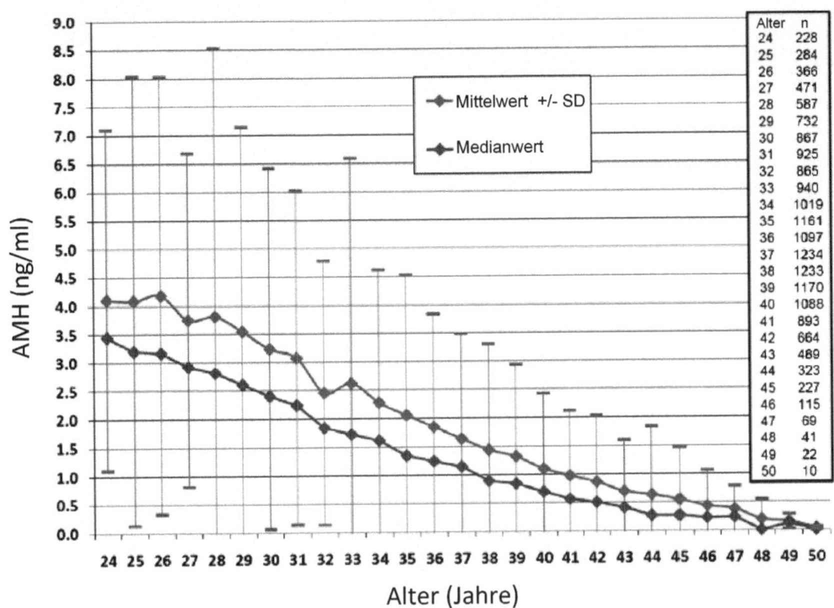

Abb. 3.2 Altersabhängiger Verlauf des AMH-Wertes bei 17 120 Frauen. (nach Seifer et al. 2011)

Ovarielle Stimulation und Gewinnung der Eizellen 4

4.1 Durchführung

Für die ovarielle Stimulation existieren unterschiedliche Stimulationsprotokolle. Wir präferieren das in Abb. 4.1 dargestellte sogenannte Antagonisten-Protokoll. Die Patientin injiziert sich dabei ab dem 2. oder 3. Zyklustag über durchschnittlich etwa 10 Tage selber subkutan Gonadotropine (z. B. Follikel-stimulierendes Hormon, FSH). Um einen endogenen LH-Anstieg zu verhindern, der die vorzeitige Ovulation der Follikel bewirken würde, spritzt die Patientin ab einer Leitfollikelgröße von ca. 13–15 mm zusätzlich täglich subkutan einen GnRH-Antagonisten, der die hypophysäre Gonadotropinsekretion innerhalb weniger Stunden reversibel blockiert. Während der Stimulation sind durchschnittlich 2 Ultraschalluntersuchungen erforderlich.

Bei einer Leitfollikelgröße von ca. 18–20 mm injiziert die Patientin einmalig HCG (humanes Choriongonadotropin) oder einen sogenannten GnRH-Agonisten, um die Ovulation auszulösen. Die Eizellen halbieren dadurch ihren Chromosomensatz (2. meiotische Teilung), lösen sich aus dem festen Cumuluszell-Verband und können ca. 35–36 Stunden später transvaginal aspiriert werden. Diesen Eingriff führen wir in aller Regel in einer etwa 5–10minütigen Kurznarkose durch.

Die Abläufe bei der transvaginalen Follikelpunktion stellt die Abb. 4.2 grafisch dar.

In der Follikelflüssigkeit wird unter eine Durchlichtmikroskop noch während der Punktion die im Cumuluszell-Verband befindliche Eizelle gesucht und mit einer Pipette in ein Nährmedium überführt. Je reifer eine Eizelle ist, desto mehr lösen sich die Cumuluszellen und die Zelle selber wird sichtbar (Abb. 4.3).

Nach der Punktion werden die Cumuluszellen entfernt, in dem man die Zellen mit Pipetten abnehmenden Durchmessers aspiriert und wieder auspustet, bis sie denudiert sind. Erst dadurch ist erkennbar, ob es sich um unreife Germinalvesi-

© Springer Fachmedien Wiesbaden 2015

F. Nawroth, *Social Freezing*, essentials, DOI 10.1007/978-3-658-09892-6_4

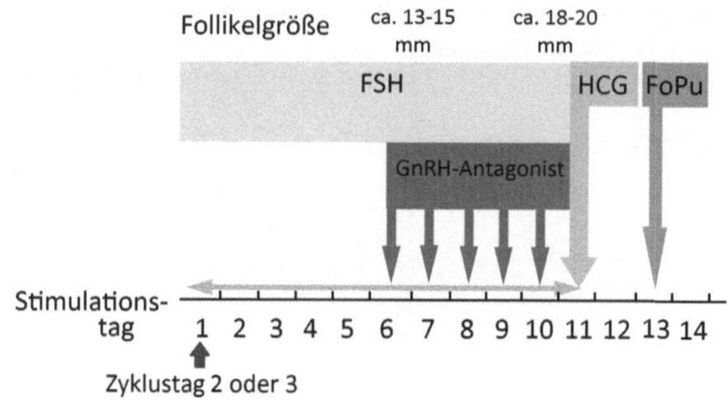

Abb. 4.1 Ovarielle Stimulation im Antagonisten-Protokoll
FoPu – Follikelpunktion

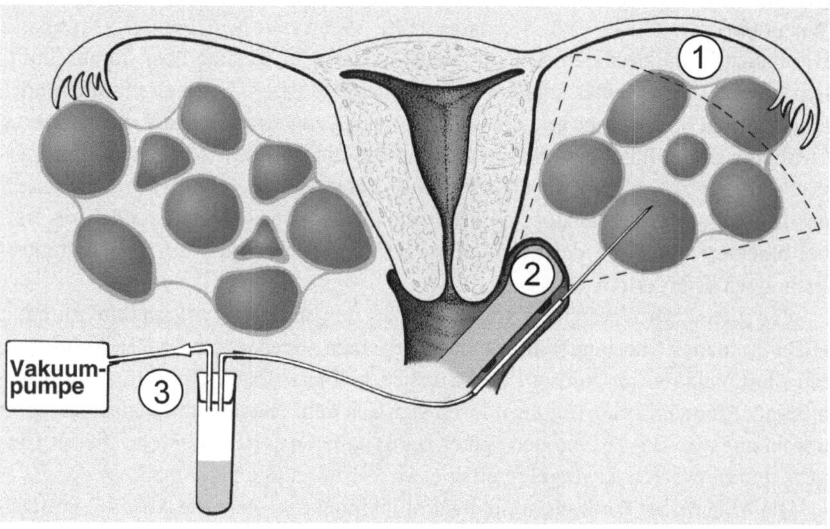

Abb. 4.2 Transvaginale Follikelpunktion: Die Ovarien werden stimuliert (1), die Follikel transvaginal unter sonografischer Kontrolle punktiert (2) und die Eizellen mit den umgebenden Granulosazellen und Flüssigkeit aspiriert (3)

kel- oder Metaphase I-Zellen bzw. reife Zellen in Metaphase II handelt, die ihren Chromosomensatz halbiert und das überschüssige Erbmaterial im 1. Polkörper ausgestoßen haben (Abb. 4.4a, b, c).

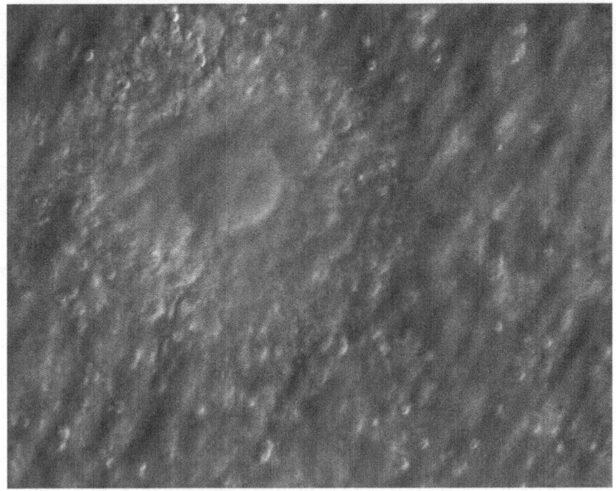

Abb. 4.3 Eizelle unmittelbar nach der Follikelpunktion im Cumuluszell-Verband

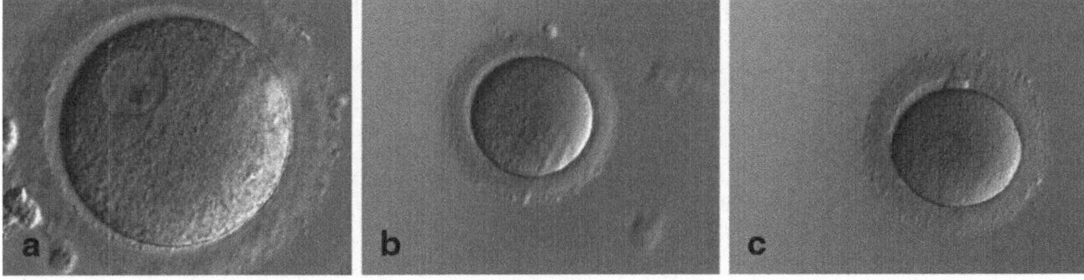

Abb. 4.4 nach Entfernung der Cumuluszellen. **a** Germinalvesikel(GV)-Zelle. **b** Metaphase I-Eizelle. **c** haploide „reife" Metaphase II-Eizelle (erkennbar am ausgestoßenen Polkörper bei 12 Uhr)

4.2 Mögliche Komplikationen

Eine relevante Komplikation der ovariellen Stimulation ist das Überstimulationssyndrom (Ovarian Hyperstimulation Syndrome, OHSS). Die Wahrscheinlichkeit seines Auftretens in der schweren Ausprägung liegt bei $< 1\,\%$ (D.I.R. 2014). Da das Ziel des Social freezing nicht primär der Embryotransfer und die Schwangerschaft sind, kann das nur im Zusammenhang mit einer Frühschwangerschaft zwar selten auftretende, aber besonders problematische late onset-OHSS nicht eintreten (Tab. 4.1).

Tab. 4.1 Möglichkeit zur Klassifikation des OHSS (Schenker und Weinstein 1978)

OHSS-Grad	Symptome
1 (mild)	Ovarvergrößerung < 12 cm („Völlegefühl"), leichte Übelkeit
2 (mäßig)	Grad 1 + Bauchschmerzen, abdominale Spannung, starke Übelkeit, Erbrechen, Diarrhoe, wenig Aszites, beginnende Hämokonzentration
3 (schwer)	Grad 1 + 2 + Ovarvergrößerung > 12 cm, ausgeprägter Ascites, evtl. Pleuraerguss, Hämokonzentration (Hk > 0,45), Gerinnungs- und Elektrolytveränderungen, Leberdysfunktion, Dyspnoe

Letzteres Risiko lässt sich durch die in der später diskutierten *Ferti*PROTEKT-Stellungnahme zum „Social freezing" empfohlene Ovulationsinduktion mit einem GnRH-Agonisten weiter minimieren (Nawroth et al. 2012).

Die Wahrscheinlichkeit für eine Komplikation durch die Follikelpunktion (Blutung, Verletzung von Nachbarorganen etc.) lag im Deutschen IVF-Register (D.I.R.) 2013 bei 0,9 % (420 von 46 898 Punktionen) (D.I.R. 2014).

Komplikationen treten also selten auf, stellen aber insbesondere bei einer Behandlung ohne medizinische Indikation selbstverständlich einen obligaten Beratungsbestandteil dar.

Kryokonservierung 5

Man unterscheidet die langsame programmierte Kryokonservierung (slow freezing) und die Vitrifikation (ultraschnelles Einfrieren). Bei der langsamen Kryokonservierung wird der einzufrierenden Zelle durch kryoprotektive Lösungen vorher das intrazelluläre Wasser möglichst vollständig entzogen. Sie verbleiben daher zur Vorbereitung mehrere Minuten in den kryoprotektiven Lösungen. Dies soll die sonst beim langsamen Einfrieren ablaufende intrazelluläre Kristallisation des Wassers verhindern.

Bei der Vitrifikation ist kein vollständiger Flüssigkeitsentzug erforderlich, weil durch die hohen Einfriergeschwindigkeiten (direktes Eintauchen in flüssigen Stickstoff) der Vitrifikationsvorgang schneller abläuft als die Entstehung von Eiskristallen. Daher sieht die Flüssigkeit nach der Vitrifikation – im Unterschied zum „milchig-weißen" Aussehen nach dem langsamen Einfrieren – klar und durchscheinend („vitriös") aus, was zur Namensgebung der Methode geführt hat.

Ein häufig verwendetes Protokoll, das sich für Eizellen und die unterschiedlichsten weiteren Entwicklungsstadien eignet, besteht aus zwei Schritten und soll als Bespiel für den Ablauf ähnlicher Protokolle mit anderen Kryoprotektiva beschrieben werden: [1] Äquilibrierung der Zelle (Dehydrierung) in einer Mixtur, bestehend aus gleichen Anteilen von 7,5 % (v/v) Dimethylsulfoxid (DMSO) und Ethylenglykol (EG) sowie [2] einer Vitrifikationslösung von 15 % (v/v), versetzt mit 0,5M Zucker und 20 % Protein.

Im Folgenden werden kurz die praktische Durchführung der Vitrifikation und der Erwärmung von Zellen besprochen. Die Dehydrierung der Zelle beginnt mit einer Inkubation der Zellen in 7,5 % EG/DMSO + 20 % Protein. Hierbei hängt die Dauer der Inkubation vom Zelltyp ab (lang >– Eizelle – Zygote – Tag 3 Embryonen – Tag 5 Blastozysten –< kurz). Daran schließt sich eine Inkubationsdauer von

© Springer Fachmedien Wiesbaden 2015
F. Nawroth, *Social Freezing*, essentials, DOI 10.1007/978-3-658-09892-6_5

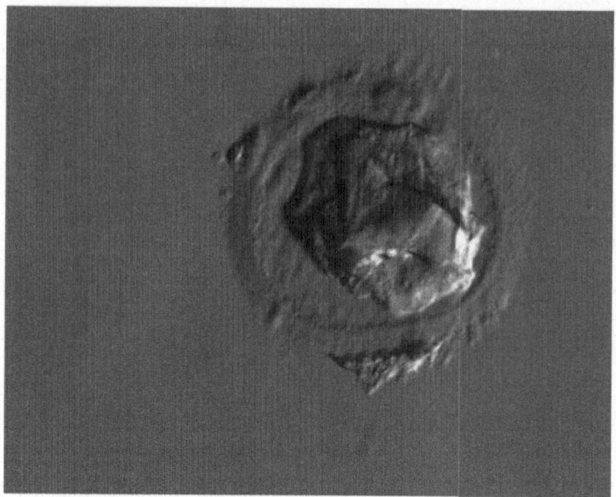

Abb. 5.1 Durch die Dehydrierung (Äquilibrierung) deutlich geschrumpftes Zytoplasma einer Zelle in Metaphase II in Vorbereitung auf die Kryokonservierung

60–70 Sekunden in 15 % EG/DMSO + 0,5M Zucker + 20 % Protein an. Der Einsatz eines Zuckers unterstützt die Dehydrierung während der Vitrifikation (Abb. 5.1).

Im Anschluss daran werden die Zellen auf ein Trägersystem („carrier") aufgebracht und dann direkt (offenes System) oder erst nach Verschluss des Trägersystems (geschlossenes System) in flüssigen Stickstoff (LN$_2$) eingetaucht. Wichtig ist, dass die Zellen in einem kleinen Volumen der Vitrifikationslösung auf das Trägersystem aufgetragen werden (Abb. 5.2a, b, c, d, e).

Nach der Überführung der Zellen in das Trägersystem wird dieses in den mit flüssigem LN$_2$ gefüllten Lagerbehälter verbracht (Abb. 5.3a, b, c, d).

Die Rehydrierung erfolgt in 3 Schritten. Nach der Entnahme aus dem LN$_2$ werden die Zellen zuerst in eine 1M Zuckerlösung gebracht. Daran schließt sich eine Inkubation in 0,5M Zucker an, bis letztendlich im abschließenden Schritt die Zellen in einer zuckerfreien Lösung inkubiert werden. Die Verwendung einer Zuckerlösung während des Erwärmens erlaubt einen kontrollierten Austausch von Kryokonservierungsmittel und Wasser. Dies bedeutet, dass die Zelle nur langsam expandiert und anschwillt, was sich positiv auf die Überlebensrate auswirkt. Außerdem wirkt der nicht-membrangängige Zucker als osmotischer Puffer, indem er den osmotischen Schock auf die Zelle reduziert. Die hohe Zuckerkonzentration kann das Schwellen der Zelle nicht völlig verhindern, aber die Geschwindigkeit und das Ausmaß der Schwellung reduzieren (Nawroth und Liebermann 2013).

Nach der Vitrifikation wurden Überlebensraten reifer Eizellen von ca. 95 % beschrieben (Rienzi et al. 2010).

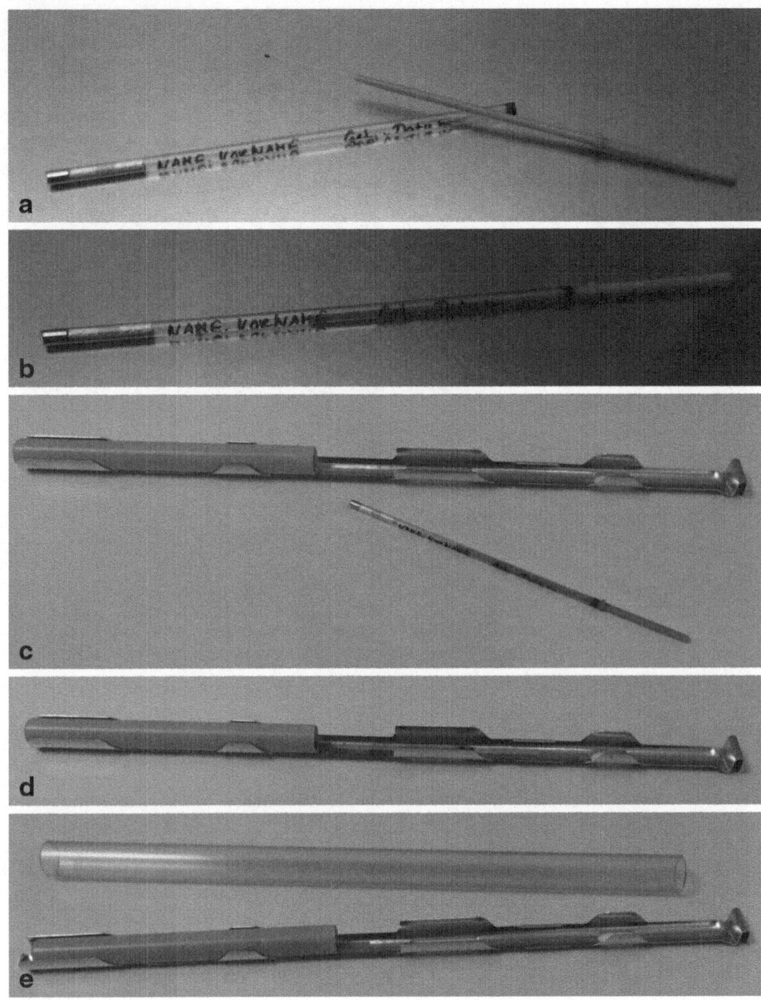

Abb. 5.2 a–e Offenes Trägersystem (KITAZATO Cryotop®, Fa. Dibimed)

Mittlerweile lassen sich unbefruchtete Eizellen – allerdings nur mit einem modifizierten Einfrierprotokoll und in einem darauf spezialisierten Zentrum – auch im „slow freezing" ebenfalls mit besseren Ergebnissen einfrieren. Die publizierte Implantationsrate/injizierter Oozyte lag hier bei 11,8 % (Alter ≤34 Jahre), 7,5 % (35–39 J.) bzw. 7,5 % (≥39 J.) (Bianchi et al. 2012).

Generell wird die Vitrifikation aber als Methode der Wahl angesehen (Cobo und Diaz 2011).

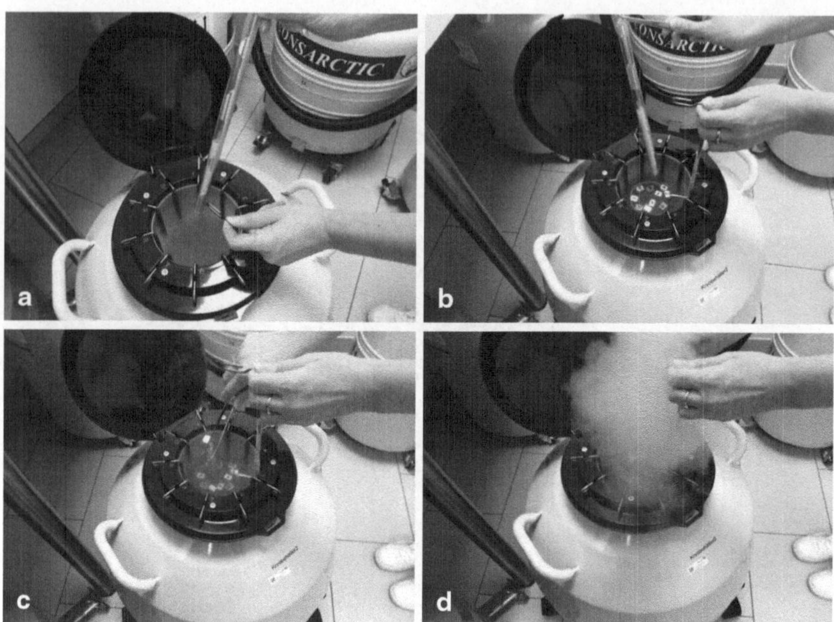

Abb. 5.3 a–d Überführung des Trägersystems in den mit flüssigem LN$_2$ gefüllten Lagerbehälter

Tab. 5.1 Publikationen zur Lagerungszeit unterschiedlicher Zellen und nachfolgenden Geburten bei ihrer therapeutischen Verwendung

Zellart	Publikation	Einfrierverfahren	Lagerungszeit (Jahre)
Embryonen	López Teijón et al. 2006	Langsames Einfrieren	13
Vorkernzellen	Dowling-Lacey et al. 2011	Langsames Einfrieren	20
Oozyten	Quintans et al. 2012	Langsames Einfrieren	12
	Da Motta et al. 2014	Vitrifikation	6
Spermien	Szell et al. 2013	Langsames Einfrieren	40

Die Lagerungsdauer im flüssigen Stickstoff ($-196\,°C$) spielt nach heutigem Kenntnisstand für Germinalzellen und – gewebe keine Rolle, was gerade für alle Formen der geplanten Langzeitlagerung (z. B. bei onkologische Patientinnen oder beim Social freezing) von immenser Bedeutung ist. Entscheidend scheinen der Einfrier- und Auftauprozess, nicht aber die Lagerungszeit zu sein. Stellvertretend für diese Aussage sind in Tab. 5.1 einige Publikationen zu dieser Thematik und „Rekorden" hinsichtlich der Lagerungsdauer dargestellt. Die Vitrifikation fällt dabei dadurch ab, dass die Methode erst in den letzten Jahren die langsame Kryokonservierung zunehmend verdrängt.

Verwendung der unbefruchteten Eizellen nach dem Auftauen und Therapiechancen

6

Werden unbefruchtete Eizellen aufgetaut, ist – da vor der Kryokonservierung zur Beurteilung der Reife die Cumuluszellen entfernt wurden – eine konventionelle In-vitro-Fertilisation (IVF) nicht mehr möglich. Zur Fertilisierung wird daher – auch bei einem unauffälligen Spermiogramm – eine intrazytoplasmatische Spermieninjektion (ICSI) angewendet (Abb. 6.1).

Etwa 16–20 Stunden nach der ICSI sind bei einer erfolgreichen Fertilisierung vorübergehend der männliche und weibliche Vorkern (Pronukleus-Zelle, PN-Zelle) darstellbar (Abb. 6.2).

Am Tag 2 nach der ICSI finden sich idealerweise 2-4-Zeller, am Tag 3 dann 8-Zeller (Abb. 6.3a, b).

Die Vitrifikation ist dem langsamen Einfrierverfahren sowohl hinsichtlich der Überlebensraten nach dem Auftauen als auch der Fertilisierungsraten nach der ICSI überlegen (Cobo und Diaz 2011, ESHRE 2012) (Tab. 6.1).

Die dargestellten Ergebnisse zeigen, dass es einen „Verlust" an Eizellen nach dem Auftauen sowie der Fertilisation mittels ICSI gibt.

Darum liegt der Focus des Interesses insbesondere auf der Implantations- und Geburtenrate pro aufgetauter Oozyte. Deren Kenntnis vermittelt eine Vorstellung darüber, wie viele Eizellen eingefroren werden müssten, um eine realistische Chance für die Geburt eines Kindes erwarten zu können (Abb. 6.4).

Die Implantationsrate ist die Wahrscheinlichkeit eines einzelnen Embryos zu implantieren und wird durch die Anzahl der Fruchtblasen pro 100 transferierter Embryonen definiert.

In Tab. 6.2 sind dazu Daten einer Meta-Analyse der Jahre 1985 – 3/2010 dargestellt (Broomfield et al. 2011).

Logischerweise lassen sich die Implantationsraten verbessern, wenn das Alter zum Zeitpunkt der Eizellgewinnung/Kryokonservierung sinkt. In einer retrospektiven Untersuchung von 1.772 vitrifizierten Oozyten in einem Eizellspende-Pro-

© Springer Fachmedien Wiesbaden 2015
F. Nawroth, *Social Freezing,* essentials, DOI 10.1007/978-3-658-09892-6_6

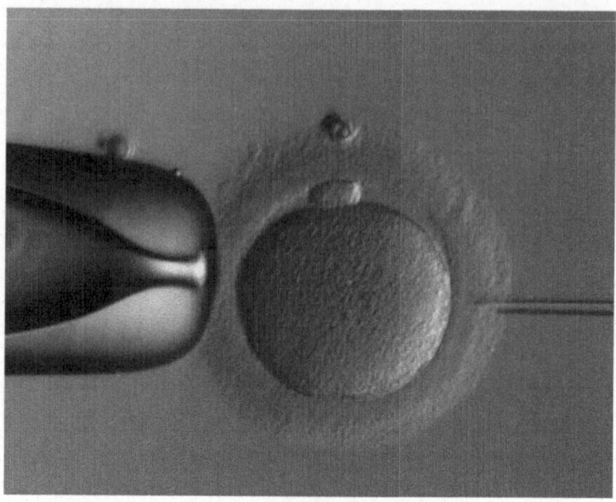

Abb. 6.1 Intrazytoplasmatische Spermieninjektion (ICSI)

Abb. 6.2 Pronukleus-Zelle
ca. 16–20 h nach ICSI

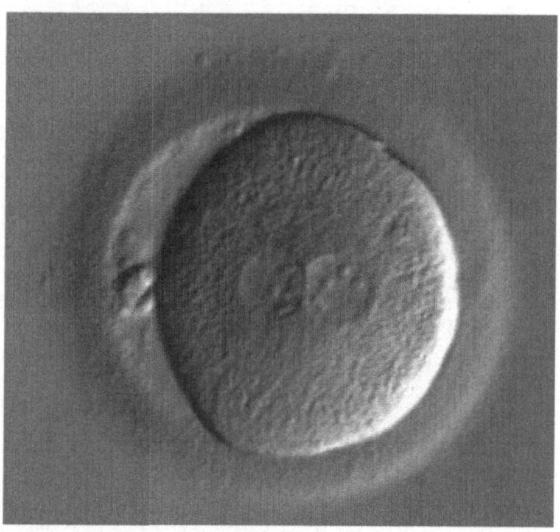

Tab. 6.1 Fertilisierungsraten langsam eingefrorener bzw. vitrifizierter Oozyten nach der ICSI (ESHRE 2012)

	langsames Einfrieren	Vitrifikation
Eingefrorene/aufgetaute Oozyten (n)	1.348	285
Überlebensrate	57,9 %	78,9 %[a]
Fertilisierungsrate durch ICSI	64,6 %	72,8 %[b]

[a] $p < 0{,}0001$
[b] $p = 0{,}027$

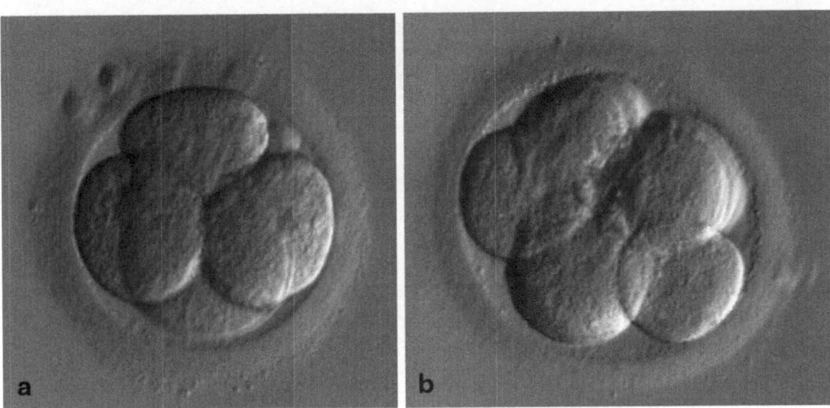

Abb. 6.3 4-Zeller **(a)** am Tag 2 sowie 8-Zeller **(b)** am Tag 3 nach ICSI

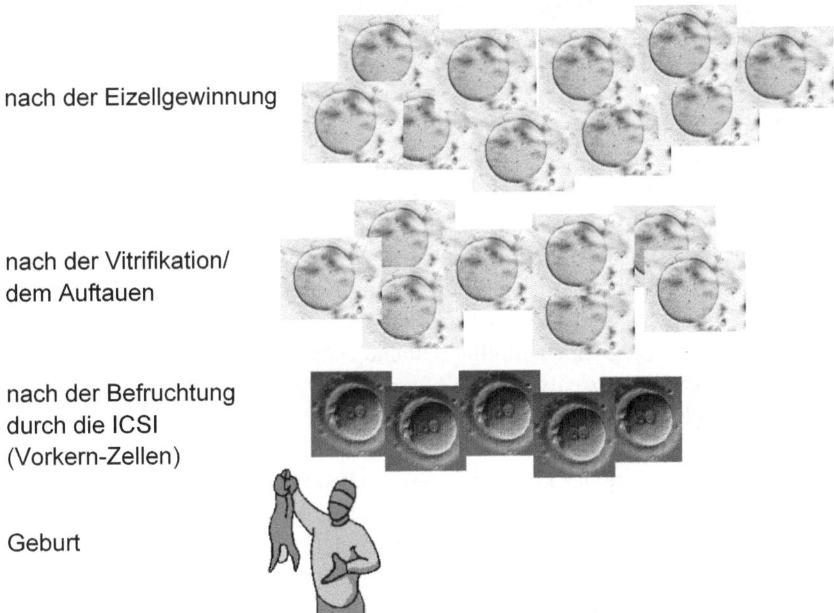

Abb. 6.4 Graphische Darstellung der „Zellverlustes" von der Eizellgewinnung bis zur Geburt eines Kindes

Tab. 6.2 Meta-Analyse zum Vergleich der Ergebnisse von langsamer Kryokonservierung sowie Vitrifikation von Oozyten (Broomfield et al. 2011)

	langsames Einfrieren	Vitrifikation
Aufgetaute Oozyten (n)	18.020	3.424
Implantationsrate pro aufge-tauter Oozyte	*7 %*	*7,7 %*
	(95 % CI 4,3–1,2)	(95 % CI 5,3–11)

gramm (medianes Alter der Spenderinnen: 26,1 Jahre!!!) lag die Implantationsrate je aufgetauter Oozyte bei 11,4 % (Patrizio et al. 2011).

In einer vergleichenden Studie zum Transfer von Embryonen aus einem „frischen" ICSI-Zyklus bzw. aus vitrifizierten (überzähligen) Oozyten in einem ICSI-Kollektiv (medianes Alter 35,5 ± 4,8 Jahre, 26–42) lagen die Implantationsraten pro aufgetauter Eizelle bei 12,9 % (Rienzi et al. 2010).

Mittlerweile lassen sich unbefruchtete Eizellen mit modifizierten Einfrierprotokollen auch im „slow freezing" ebenfalls mit besseren Ergebnissen einfrieren. Die publizierte Implantationsrate/injizierter Oozyte lag dabei in einem spezialisierten Zentrum bei 11,8 % (Alter ≤ 34 Jahre), 7,5 % (35–39 J.) bzw. 7,5 % (≥ 39 J.) (Bianchi et al. 2012).

Cil und Oktay (2011) konnten zeigen, dass die Implantationsraten sowohl langsam eingefrorener als auch vitrifizierter Eizellen mit zunehmendem Alter erwartungsgemäß tendenziell sanken. Altersabhängig scheint die Vitrifikation einen unterschiedlichen Einfluss auf die Spindelkonfiguration und Chromosomenanordnung zu besitzen. Bei einem medianen Alter von 25,1 Jahren zeigte sich kein signifikanter Einfluss 3 Stunden nach Auftauen und Kultivierung der Eizellen (Cobo et al. 2008). Lag das mediane Alter aber bei 38,5 Jahren, waren nur noch 32,6 % der Eizellen diesbezüglich unauffällig (Cil und Oktay 2011).

Die aktuellste Meta-Analyse von 17 Studien zur Vitrifikation von Oozyten beschreibt eine klinische Schwangerschafts-Rate pro aufgetauter Zelle von 7 % (Potdar et al. 2014) (Tab. 6.3).

In einer Subanalyse der randomisierten Studien zeigte sich zwischen frischen und vitrifizierten Eizellen kein signifikanter Unterschied in der fortlaufenden Schwangerschafts-Rate (OR 0,88, 95 % CI 0,70–1,10).

Erfolgte eine getrennte Betrachtung der Eizellspende- und Nicht-Eizellspende-Studien blieb dieser Unterschied für die Eizellspende nicht signifikant. In den Nicht-Eizellspende-Studien war demgegenüber in der Vitrifikations-Gruppe eine signifikante Reduktion der fortlaufenden Schwangerschafts-Rate zu verzeichnen (OR 0,35, 95 % CI 0,25–0,49).

Die Autoren spekulieren, dass in den Nicht-Eizellspende-Studien – also bei Paaren mit unerfülltem Kinderwunsch – das Durchschnittsalter der Frauen höher war als bei den Eizellspenderinnen. Vermutlich ist das die wahrscheinlichste Erklärung für den negativen Einfluss auf das Therapieergebnis.

Tab. 6.3 Meta-Analyse zu den Ergebnissen bei Verwendung vitrifizierter Oozyten (Potdar et al. 2014)

Parameter	Alle Studien	Eizellspende-Studien	Nicht-Eizellspende-Studien
Überlebensrate/Oozyte	0,88 (0,84–0,91)	0,90 (0,86–0,93)	0,86 (0,82–0,90)
Fertilisierungsrate	0,74 (0,70–0,79)	0,80 (0,75–0,84)	0,73 (0,65–0,78)
Teilungsrate	0,87 (0,79–0,94)	0,92 (0,87–0,97)	0,84 (0,71–0,94)
Klinische Schwangerschaftsrate	0,07 (0,05–0,08)	0,08 (0,05–0,12)	0,06 (0,04–0,08)
Fortlaufende Schwangerschaftsrate[a]	0,07 (0,04–0,10)	0,08 (0,05–0,12)	0,06 (0,02–0,10)

[a] >20. Schwangerschaftswoche
Die Ergebnisse sind gepoolte Daten pro aufgetauter Oozyte (95 % CI)

In 3 der von Potdar et al (2013) analysierten Studien wurde die Überlebensrate der Eizellen beim slow freezing versus Vitrifikation verglichen. Die Zusammenfassung der Daten ergab eine ca. 3fach höhere Wahrscheinlichkeit nach der Vitrifikation (OR 3,06; 95 % CI 1,09–8,60). Das große Konfidenzintervall stellt aber auch die großen Unterschiede der Ergebnisse in diesen 3 Studien dar (Vitrifikation genauso wie slow freezing bis ca. 8fach besser!) und zeigt die Notwendigkeit weitere Untersuchungen. Chang et al. (2013) berichteten eine Lebendgeburtenrate von 8,2 % für vitrifizierte Oozyten in der Altersgruppe 30–36 Jahre gegenüber 3,3 % in der Gruppe 37–39 Jahre.

Langjährige Erfahrungen mit der Kryokonservierung unbefruchteter Eizellen liegen in Italien vor, da es dort gesetzlich untersagt ist, mehr als 3 Oozyten zu fertilisieren und Embryonen einzufrieren. Alle überzähligen punktierten Oozyten (>3) werden darum eingefroren. Da dort auch intensiv an der Optimierung der suboptimalen Ergebnisse mit langsamen Einfrierprotokollen für Oozyten gearbeitet wurde, existieren mittlerweile umfangreichere Daten zu beiden Einfriermethoden, die kürzlich publiziert wurden (Levi Setti et al. 2014) (Tab. 6.4).

Verwunderlich sind die in Italien mit beiden Methoden beschriebenen relativ niedrigen Überlebensraten von 51,1 bzw. 63,1 %. In der zuvor genannten Meta-Analyse von 17 Studien zur Vitrifikation unbefruchteter Eizellen (Indikationen außerhalb des Social freezing) lag sie mit 88 % deutlich höher als in der italienischen Studie (Potdar et al. 2014).

Diese Ergebnisse sind natürlich nicht automatisch auf das Social freezing übertragbar, weil das eingangs bereits diskutierte Alter der Patientinnen hier durchschnittlich höher sein dürfte.

Alle hier später noch dargestellten Empfehlungen und Stellungnahmen präferieren für unfertilisierte Oozyten eindeutig die Vitrifikation gegenüber der langsamen Kryokonservierung.

Tab. 6.4 Ergebnisse der Kryokonservierung (slow freezing = *SF*, Vitrifikation = *VT*) unbefruchteter Eizellen in Italien 2007–2011 (ohne Adjustierung für das Alter etc.) (Levi Setti et al. 2014)

	SF	*VT*	*P*[a]
Zyklen (n)	8927	5401	–
Überlebensrate/Eizelle nach dem Auftauen	51,1 %	63,1 %	*<0,001*
Fertilisierungsrate/injizierter Eizelle	71,6 %	70,1 %	0,037
Schwangerschaftsrate/Zyklus	12,0 %	14,4 %	*<0,001*
Schwangerschaftsrate/Zyklus	14,8 %	18,0 %	*<0,001*
Implantationsrate/aufgetaute Eizelle	8,1 %	9,5 %	*<0,001*
Geborene Kinder (n)	778	560	–
Fehlbildungsrate	0,5 %	1,3 %	0,145

[a] $p < 0{,}05$ statistisch signifikant

Grundsätzlich lassen sich individuelle Erfolgsraten beim Social freezing nur bedingt kalkulieren. Sie sind zum einen stark abhängig von der Zahl gewonnener Eizellen und dem Alter der Frau bei der Entnahme als auch von der Expertise des Zentrums bei der Kryokonservierung. Hochspezialisierte Zentren erreichen nach einer Vitrifikation vergleichbare Schwangerschaftsraten wie nach dem Transfer von Embryonen ohne eine vorherige Kryokonservierung (Rienzi et al. 2010). Unklar ist, ob diese Ergebnisse auf alle Kinderwunschzentren übertragbar sind.

Von Wolff et al. (2015) haben die Zahl der gewonnen Oozyten pro Stimulationszyklus in drei Altersklassen nach dem *Ferti*PROTEKT-Register aufgeschlüsselt und die theoretischen Geburtenraten berechnet (Tab. 6.5).

Tab. 6.5 Kalkulation der zu erwartenden Geburtenrate/Stimulation (von Wolff et al. 2015)

Alter bei Kryokonservierung	Kryokonservierte Eizellen/ Stimulation ($\varnothing \pm$ SD)	Kryokonservierte Eizellen/ Patientin/Jahr ($\varnothing \pm$ SD)	geschätzte Zahl transferierbarer Embryonen pro Stimulation[a]	geschätzte Geburtenrate pro Stimulation (ca.)[b]
Alter <35 Jahre: n	11,1±6,5	11,4±6,1	3,3	40 %
Alter 35–39 Jahre: n	8,7±7,3	11,1±8,3	2,6	30 %
Alter 40–44 Jahre: n	9,1±8,3	9,7±8,8	2,7	15 %

[a] Rate fertilisierter Eizellen nach Auftauen und Fertilisierung: 44 % (Nach Levi Setti et al. 2014: 63,1 % bzw. 70,1 % =44 %). Rate von Embryonen aus fertilisierten Oozyten: 67 % (Nawroth et al. 2012). Somit Rate an Embryonen pro aufgetauter Oozyte: 29,5 % (basierend auf o.g. 44 % bzw. 67 %=29,5 %)

[b] Geschätzt nach Garrido et al. (2011). Die Kalkulationen basieren auf der Annahme, dass das Entwicklungspotential von Embryonen, die aus kryokonservierten Oozyten generiert wurden und denen aus „frischen" Oozyten vergleichbar ist

Bei 2 Stimulationszyklen und somit doppelter Zahl transferierbarer Embryonen, verzweifacht sich allerdings die Erfolgschance nicht, da diese bei >5 kumulativ transferierten Embryonen zunehmend abflacht (Garrido et al. 2011).

Gesundheit der Kinder 7

Relevant bei der Diskussion über das Social freezing ist das Fehlbildungsrisiko der Kinder, da später zur Fertilisierung der Oozyten eine ICSI erforderlich ist. Assistierte Reproduktionstechniken gehen nach einer großen australischen Studie, die 6163 IVF-Kinder in einem Gesamtkollektiv von 308974 Kindern untersucht hat, mit einem erhöhten Fehlbildungsrisiko einher (Odds ratio nach Anpassung elterlicher Faktoren: 1,47, 95 %CI 1,33–1,62) (Davies et al. 2012). Dies bedeutet eine Fehlbildungsrate nach der IVF von 8,3 % im Vergleich zu 5,8 % nach einer Spontankonzeption.

Unklar ist, ob diese Veränderungen wirklich auf die Therapie zurückzuführen sind, da eine Sterilität als solche mit oder ohne Durchführung assistierter Reproduktionstechniken ebenfalls mit einem erhöhten Fehlbildungsrisiko einhergeht (Davies et al. 2012).

Erfolgt bei einem Paar aufgrund eines hochgradig eingeschränkten Spermiogramms eine ICSI an nicht eingefrorenen („frischen") Eizellen, ist die Fehlbildungsrate der nach ICSI geborenen Kinder um das ca. 1,3fache gegenüber solchen Kindern erhöht, die auf normalem Wege gezeugt worden sind. Das wird nach heutigem Kenntnisstand nicht durch die Technik der ICSI erklärt, sondern durch Risikofaktoren der behandelten Paare (z. B. ein höheres Lebensalter im Vergleich zu Paaren, die ohne ärztliche Hilfe ein Kind zeugen können).

Da nach einem „social freezing" eine ICSI aber erfolgt, weil die Zellen nicht mehr anders befruchtbar sind und nicht primär wegen eines eingeschränkten männlichen Befundes, ist unklar, ob die erhöhte ICSI-Fehlbildungsrate auf das Social freezing übertragbar ist. Nach heutigem Kenntnisstand unterscheidet sich die Fehlbildungsrate von Kindern, die nach Kryokonservierung unbefruchteter Eizellen und ICSI geboren wurden, nicht von denen nach spontaner Konzeption. Sie lag in einem Review von 58 Publikationen (23 Fallberichte und 35 publizierte Fallserien) aus den Jahren 1986–2008 zu diesem Thema bei 1,3 %. In der Auswertung

© Springer Fachmedien Wiesbaden 2015
F. Nawroth, *Social Freezing*, essentials, DOI 10.1007/978-3-658-09892-6_7

handelte es sich um 282 Kinder nach langsamer Kryokonservierung, 285 nach Vitrifikation und 12 nach Verwendung beider Verfahren (Noyes et al. 2009).

Nach heutigem Kenntnisstand gibt es keine Hinweise für eine erhöhte Fehlbildungsrate nach der Verwendung unbefruchtet eingefrorener Eizellen. Für die abschließende Bewertung dieser Frage sind aber weitere Studien erforderlich.

Bis zu welchem Alter sollte der Transfer erfolgen? 8

In Deutschland gibt es weder eine gesetzliche Einschränkung bei der Anlage einer Fertilitätsreserve noch eine Altersbegrenzung beim Transfer der Embryonen. Somit besteht theoretisch die Möglichkeit, Embryonen auch Frauen jenseits der Menopause zu übertragen.

Die Risiken für Frühgeburten, ein niedriges Geburtsgewicht, einen Gestationsdiabetes, einen Hypertonus etc. sind bei Schwangerschaften in der 5. Lebensdekade erhöht (Simchen et al. 2006; Kort et al. 2012). Bei einer Einlings-Schwangerschaft zwischen dem 50.–55. Lebensjahr ist das Risiko für einen Gestationsdiabetes (6 %) 6fach und für eine leichte (14,4 %) sowie schwere Präeklampsie (9 %) insgesamt 4fach höher als zwischen dem 20.–30. Lebensjahr (Chibber 2005).

Allerdings scheint diese Risikoeskalation nicht nur vom Alter, sondern zusätzlich auch von der Konzeptionsart abhängig zu sein. Le Ray et al. (2012) verglichen Frauen ab dem 43. Lebensjahr, die entweder spontan, durch eine IVF mit eigenen oder Spenderoozyten schwanger geworden waren. Die Präeklampsie-Rate unterschied sich zwischen allen 3 Gruppen signifikant und war bei der IVF mit gespendeten Eizellen am höchsten (3,8 % ohne IVF, 10,0 % nach IVF mit eigenen Eizellen und 19,2 % nach IVF mit gespendeten Eizellen) ($P < 0{,}001$).

Die Beratung über das Social freezing sollte auch den Zeitpunkt des späteren Transfers und die genannten Risiken der „älteren" Schwangeren thematisieren. Auf der anderen Seite ist die Festlegung einer fixen Altersgrenze beim Transfer schwierig und bleibt eine individuelle Entscheidung des behandelnden Arztes. Eine Patientin kann letztendlich als „Eigentümerin" ihrer Zellen später das Zentrum wechseln, sollte ihr aufgrund eines für den Arzt „unakzeptablen" Alters der Transfer verweigert werden.

© Springer Fachmedien Wiesbaden 2015

F. Nawroth, *Social Freezing*, essentials, DOI 10.1007/978-3-658-09892-6_8

Erfahrungen im Netzwerk *Ferti*PROTEKT

9

Das Netzwerk *Ferti*PROTEKT (www.fertiprotekt.de) ist ein 2006 gegründeter Zusammenschluss von mittlerweile >100 Zentren aus Deutschland, Österreich und der Schweiz, die Frauen vor onkologischen Therapien (Operation/Chemotherapie/Radiatio) über Möglichkeiten der Fertilitätsprotektion beraten. Alle denkbaren Optionen, die durch *Ferti*PROTEKT weltweit erstmals in einem Land flächendeckend angeboten werden, sind in den Zentren des Netzwerkes etabliert, weiter entwickelt und in ihrer Wirksamkeit überprüft. Entsprechend erfüllen alle Zentren des Netzwerks strenge Beratungs- und Therapiestandards.

Das Netzwerk hat das Thema Social freezing wegen der zunehmenden Nachfrage auf seinem Arbeitstreffen 2012 intensiv diskutiert und auf der Basis der verfügbaren Publikationen eine Stellungnahme erarbeitet und publiziert, unter der sich die Zentren die Durchführung der Methode sinnvoll vorstellen können (Nawroth et al. 2012). Auf deren Inhalt wird später noch eingegangen. Festgelegt wurde auch, dass alle beratenen Patientinnen und dokumentierten Zyklen anonymisiert in einem Register gemeldet werden.

Die Zahl der im Netzwerk gemeldeten Frauen, zeigt einen deutlichen Anstieg, auch wenn das *Ferti*PROTEKT-Register nur einen Teil der in Deutschland durchgeführten Behandlungen abbildet, da nicht alle Kinderwunsch-Zentren Mitglieder sind. Im Jahr 2012 wurden nur 30 Beratungen mit 22 resultierenden Behandlungen registriert, 2013 stieg die Zahl auf 190 bzw. 134. Die Frauen waren in der Mehrzahl Akademikerinnen, überwiegend zwischen 35 und 39 Jahre alt und führten zumindest im betrachteten Zeitraum überwiegend nur einen Behandlungszyklus durch. Zu berücksichtigen ist, dass oft mehrere Monate nach einer Beratung vergehen, bis die Behandlung gewünscht wird und der Erstzyklus bzw. Folgezyklen oft auch erst im Folgejahr erfolgen. Einige der Frauen lebten in einer festen Beziehung oder hatten schon wenigstens ein Kind (von Wolff et al. 2015) (Tab. 9.1).

© Springer Fachmedien Wiesbaden 2015
F. Nawroth, *Social Freezing*, essentials, DOI 10.1007/978-3-658-09892-6_9

Tab. 9.1 Daten des Netzwerkes *Ferti*PROTEKT 2013 (von Wolff et al. 2015)

Behandelte Frauen: n	134
Alter < 35 Jahre: n (%)	35 (26,12)
Alter 35–39 Jahre: n (%)	68 (50,75)
Alter ≥ 40 Jahre: n (%)	31 (23,13)
Akademiker[a]: n (%)	81/106 (76,4)
Bereits eigene Kinder*: n (%)	3/79 (3,8)
Partner ja[a]: n (%)	23/117 (19,7)
1 Stimulationszyklus durchgeführt: n (%)	99 (73,9)
2 Stimulationszyklen durchgeführt: n (%)	29 (21,6)
3 Stimulationszyklen durchgeführt: n (%)	5 (3,7)
4 Stimulationszyklen durchgeführt: n (%)	1 (0,8)
Oozyten/1. Stimulationszyklus < 5: n (%)	32 (23,9)
Oozyten/1. Stimulationszyklus 5–10: n (%)	44 (32,8)
Oozyten/1. Stimulationszyklus > 10: n (%)	58 (43,3)
Oozyten/Gesamt-Behandlung < 10: n (%)	70 (52,2)
Oozyten/Gesamt-Behandlung 10–20: n (%)	45 (33,6)
Oozyten/Gesamt-Behandlung > 20: n (%)	19 (14,2)

[a] Daten nicht von allen 134 Behandlungen vorliegend

Wegen der erst 2012 erfolgten Etablierung des *Ferti*PROTEKT-Registers wird es noch etwas dauern, bis verwertbare umfangreichere Ergebnisse zur späteren Nutzung der Zellen vorliegen.

Kosten und Stellungnahmen von Fachgesellschaften 10

Die Kryokonservierung unfertilisierter Zellen aus nicht-medizinischen Indikationen inklusive der vorangehenden (ovarielle Stimulation, Follikelpunktion) sowie späteren (ICSI, Transferzyklus) Leistungen muss als Selbstzahlerleistung über die GOÄ (Gebührenordnung für Ärzte) abgerechnet werden. Die Kosten für eine ovarielle Stimulation sowie die Entnahme der Oozyten liegen inclusive der erforderlichen Medikamente bei ca. 3.000–4.000 € inclusive der Kryokonservierung der Oozyten und der Lagerung, können aber in Abhängigkeit vom Medikamentenverbrauch etc. variieren. Dazu kommen später die Kosten der ICSI und des Transferzyklus in Höhe von ca. 2.000 € (in Abhängigkeit von der Zahl dann jeweils aufgetauter und behandelter Oozyten), wenn die Oozyten genutzt werden sollen.

Anders hat Israel diese Fragestellung entschieden, wo die Behandlung als „präventive Medizin" eingestuft wurde, weil sie Eizellspenden und ineffektive Kinderwunschbehandlungen im „höheren" Alter vermeiden soll. Dort erfolgt keine Unterscheidung zwischen „medizinischen" und „nicht-medizinischen" Gründen für das Einfrieren von Eizellen. In der Stellungnahme des dortigen Gremiums wird aber auch eine kritische Aufklärung zur Vermeidung übersteigerter (und potentiell falscher) Hoffnungen in eine „Fruchtbarkeits-Versicherung" durch das Einfrieren von Eizellen gefordert (Shkedi-Rafid und Hashiloni-Dolev 2011).

Die amerikanische Gesellschaft für Reproduktionsmedizin (ASRM) hat 2013 die Kryokonservierung unbefruchteter Eizellen ihres bis dahin „experimentellen Charakters" enthoben und zur Routinemethode erklärte, da keine Erhöhung der Rate chromosomaler Aberrationen, von Fehlbildungen und Entwicklungsdefiziten bekannt ist (ASRM 2013).

© Springer Fachmedien Wiesbaden 2015
F. Nawroth, *Social Freezing*, essentials, DOI 10.1007/978-3-658-09892-6_10

Auch die europäische Fachgesellschaft hat keine Vorbehalte gegenüber der Kryokonservierung von Eizellen bei dieser Indikation, empfiehlt aber ebenfalls eine kritische Beratung (ESHRE 2012).

Nach einer intensiven Diskussion verständigten sich die Mitglieder des Netzwerkes *Ferti*PROTEKT 2012 in einer Stellungnahme zum Social freezing auf die nachfolgend aufgeführten Punkte (Nawroth et al. 2012):

Übersicht

1. Die zum Zeitpunkt der Kryokonservierung volljährige Patientin muss individuell beraten und über die höheren Erfolgsaussichten im Alter <35 Jahre informiert werden.

2. Die individuellen Voraussetzungen der Patientin (z. B. aufgrund des Anti-Müller-Hormon(AMH)-Wertes) sollten in einem oder mehreren Stimulations-/Punktionszyklen die Möglichkeit der Gewinnung von insgesamt mindestens 10 (besser >15) Eizellen erwarten lassen.

3. Zur Stimulation sollte ein Protokoll mit geringem Überstimulationsrisiko angewendet werden (z. B. Antagonistenprotokoll mit einem GnRH-Agonisten zur Ovulationsinduktion).

4. Es muss ein etabliertes und speziell zur Kryokonservierung von Oozyten geeignetes Einfrierverfahren verwendet werden. Nach gegenwärtigem Kenntnisstand führt die Vitrifikation zu besseren Erfolgsraten als das slow-freezing.

5. Voraussetzungen für die Durchführung der Vitrifikation sind eine ausreichende Erfahrung mit dieser Technik und das Wissen um die Besonderheiten bei der Vitrifikation von unbefruchteten Eizellen. Bei Anwendung der langsamen Kryokonservierung müssen entsprechend geeignete Einfrierlösungen für Oozyten sowie adaptierte Einfrierprotokolle verwendet werden.

6. Die Patientin muss über die mit dem Alter zunehmenden Schwangerschaftsrisiken aufgeklärt werden. Ein Transfer ab dem 50. Lebensjahr sollte vermieden werden. Die Schwangerschaftsbetreuung ist dem individuellen Risiko anzupassen.

7. Die Leistungen im Rahmen der Kryokonservierung bei nicht-medizinischer Indikation werden über die GOÄ abgerechnet.

8. Eine Kryokonservierung von Oozyten ohne medizinische Indikation muss auf speziellen Dokumentationsbögen in einem Register von *Ferti*PROTEKT erfasst werden, um langfristig wichtige Daten zur Komplikations- und Erfolgsrate zu rekrutieren. Die Namen der beteiligten Zentren werden auf der Homepage von *Ferti*PROTEKT aufgeführt.

Diese Stellungnahme soll eine Hilfestellung geben, um die Chancen der Patientin sowie das Risiko einer späteren Schwangerschaft für Mutter und Kind individuell abzuwägen. Sie empfiehlt eine differenzierte Beratung über die medizinischen Zusammenhänge, damit die Patientin ihre Erfolgsaussichten realistisch einschätzen kann und keiner ungerechtfertigten Erwartungshaltung erliegt.

Zusammenfassung

Das „social freezing" wird in Zukunft vermutlich zunehmend nachgefragt, so dass eine kritische Auseinandersetzung mit dem Thema sinnvoll ist. Momentan sind die Studiendaten zu verschiedenen Aspekten noch nicht ausreichend, um alle offenen Fragen eindeutig beantworten zu können. Außerdem ist zu erwarten, dass sich die Ergebnisse der Kryokonservierung unfertilisierter Oozyten weiter verbessern werden und heute gezogene Schlussfolgerungen mit weiterem Erkenntniszuwachs einer erneuten Aktualisierung bedürfen. Die Positionierung zu dieser Therapieoption muss und wird daher zukünftig notwendigerweise Modifikationen erfahren. Die vorliegenden Erfahrungen und Untersuchungen zur Kryokonservierung reifer Oozyten rechtfertigen die Anwendung der Methode auch bei nicht medizinischen Indikationen, wenn vorher eine kritische Beratung der Patientin über die aktuellen Möglichkeiten und Grenzen erfolgte, um unrealistische Erwartungen zu verhindern.

Nachfolgend sind die Vor- und Nachteile der Methode stichpunktartig aufgelistet (von Wolff et al. 2015).

Übersicht

Vorteile:

- zeitliche Verschiebung des Kinderwunsches in ein höheres Alter möglich
- Anlage einer Fertilitätsreserve als Prophylaxe für später auftretende fertilitätsmindernde Erkrankungen wie z. B. eine vorzeitige ovarielle Erschöpfung, eine Endometriose etc.
- Verwendung von Eizellen, die in einem jüngeren Alter der Frau entnommen wurden und somit das Risiko für chromosomal bedingte Fehlbildungen (z. B. Down-Syndrom) reduzieren

© Springer Fachmedien Wiesbaden 2015
F. Nawroth, *Social Freezing*, essentials, DOI 10.1007/978-3-658-09892-6_11

Nachteile:
- Hohe Chancen für eine Geburt nur bei mehrmaligen Stimulationen und Kryokonservierung im Alter <35 Jahre
- Hohe Kosten: Kosten für jede Stimulation, Gewinnung, Entnahme und Kryokonservierung; jährliche Kosten für die Lagerung; Kosten für die später erforderliche ICSI zur Fertilisierung der Oozyten und die Embryotransfers
- Höheres Mehrlingsrisiko durch den Transfer von meist 2 Embryonen und dadurch erhöhtes Risiko von Schwangerschaftskomplikationen
- Erhöhtes Risiko (z. B. Präeklampsie, Gestationsdiabetes) bei Schwangerschaften >ca. 40 Jahre
- Unklare Datenlage bzgl. des Risikos epigenetischer Veränderungen und anderer Fehlbildungsrisiken durch die erforderliche In vitro Fertilisation

Was Sie aus diesem Essential mitnehmen können

- Bei nicht-medizinischen Indikationen können nach einer ovariellen Stimulation Oozyten gewonnen und als Fertilitätsreserve kryokonserviert werden (= Social freezing).
- Die Effektivität der Methode hängt stark vom Alter zum Zeitpunkt der Eizellgewinnung ab und sinkt vor allem ab dem 35. Lebensjahr.
- Werden die Oozyten später genutzt, steigt die Wahrscheinlichkeit von Komplikationen in der Schwangerschaft insbesondere bei einer Konzeption nach dem 40. Lebensjahr.
- Über die individuellen Chancen und Grenzen eines Social freezing muss kritisch beraten werden.

© Springer Fachmedien Wiesbaden 2015

F. Nawroth, *Social Freezing*, essentials, DOI 10.1007/978-3-658-09892-6

Literaturverzeichnis

Allensbacher Berichte (2007) Unfreiwillige Kinderlosigkeit. http://www.ifd-allensbach.de/uploads/tx_reportsndocs/prd_0711.pdf. Zugegriffen: 15. Mai 2015

Bianchi V, Lappi M, Bonu MA, Borini A (2012) Oocyte slow freezing using a 0.2-0.3 M sucrose concentration protocol: is it really the time to trash the cryopreservation machine? Fertil Steril 97:1101–1107

Broomfield DP, Vishwakarma E, Green L, Patrizio P (2011) Slow freezing vs. vitrification of oocytes: a comprehensive meta-analysis. Fertil Steril 96(suppl.):S24

Chang CC, Elliott TA, Wright G, Shapiro DB, Toledo AA, Nagy ZP (2013) Prospective controlled study to evaluate laboratory and clinical outcomes of oocyte vitrification obtained in in vitro fertilization patients aged 30 to 39 years. Fertil Steril 99:1891–1897

Chibber R (2005) Child-bearing beyond age 50: pregnancy outcome in 59 cases "a concern"? Arch Gynecol Obstet 271:189–194

Cil AP, Oktay K (2011) Age-based success rates after elective oocyte cryopreservation (EOC): a pooled analysis of 2281 thaw cycles. Fertil Steril 96(suppl.):S211

Cil AP, Bang H, Oktay K (2013) Age-specific probability of live birth with oocyte cryopreservation: an individual patient data meta-analysis. Fertil Steril 100:492–499.e3

Cobo A, Diaz C (2011) Clinical application of oocyte vitrification: a systematic review and meta-analysis of randomized controlled trials. Fertil Steril 96:277–285

Cobo A, Pérez S, De los Santos MJ, Zulategui J, Domingo J, Remohí J (2008) Effect of different cryopreservation protocols on the metaphase II spindle in human oocytes. Reprod Biomed Online 17:350–359

Davies MJ, Moore VM, Willson KJ, Van Essen P, Priest K, Scott H, Haan EA, Chan A (2012) Reproductive technologies and the risk of birth defects. N Engl J Med 366:1803–1813

Deutsches IVF-Register (D.I.R.) (2014) Jahrbuch 2013. J Reproduktionsmed Endokrinol 11:4–46

Dowling-Lacey D, Mayer JF, Jones E, Bocca S, Stadtmauer L, Oehninger S (2011) Live birth from a frozen-thawed pronuclear stage embryo almost 20 years after its cryopreservation. Fertil Steril 95:1120.e1–e3

ESHRE Task Force on Ethics and Law including, Dondorp W, de Wert G, Pennings G, Shenfield F, Devroey P, Tarlatzis B, Barri P, Diedrich K (2012) Oocyte cryopreservation for age-related fertility loss. Hum Reprod 27:1231–1237

© Springer Fachmedien Wiesbaden 2015

F. Nawroth, *Social Freezing,* essentials, DOI 10.1007/978-3-658-09892-6

Garrido N, Bellver J, Remohí J, Simón C, Pellicer A (2011) Cumulative live-birth rates per total number of embryos needed to reach newborn in consecutive in vitro fertilization (IVF) cycles: a new approach to measuring the likelihood of IVF success. Fertil Steril 96:40–46

Kort DH, Gosselin J, Choi JM, Thornton MH, Cleary-Goldman J, Sauer MV (2012) Pregnancy after age 50: defining risks for mother and child. Am J Perinatol 29:245–250

Le Ray C, Scherier S, Anselem O, Marszalek A, Tsatsaris V, Cabrol D, Goffinet F (2012) Association between oocyte donation and maternal and perinatal outcomes in women aged 43 years or older. Hum Reprod 27:896–901

Levi Setti PE, Porcu E, Patrizio P, Vigiliano V, de Luca R, d'Aloja P, Spoletini R, Scaravelli G (2014) Human oocyte cryopreservation with slow freezing versus vitrification. Results from the National Italian Registry data, 2007–2011. Fertil Steril 102:90–95.e2

López Teijón M, Serra O, Olivares R, Moragas M, Castello C, Alvarez JG (2006) Delivery of a healthy baby following the transfer of embryos cryopreserved for 13 years. Reprod Biomed Online 13:821–822

Mertes H, Pennings G (2011) Social egg freezing: for better, not for worse. Reprod Biomed Online 23:824–829

da Motta EL, Bonavita M, Alegretti JR, Chehin M, Serafini P (2014) Live birth after 6 years of oocyte vitrification in a survivor with breast cancer. J Assist Reprod Genet 31:1397–1400

Nawroth F (2013) Social Freezing – Pro und Contra. Gynäkologe 46:648–652

Nawroth F, Liebermann J (2013) Vitrifikation. Gynäkologe 46:896–902

Nawroth F, Dittrich R, Kupka M, Lawrenz B, Montag M, von Wolff M (2012) Kryokonservierung von unbefruchteten Eizellen bei nicht-medizinischen Indikationen („social freezing"): aktueller Stand und Stellungnahme des Netzwerkes *Ferti*PROTEKT. Frauenarzt 53:528–533

Netzwerk *Ferti*PROTEKT (www.fertiprotekt.de)

Noyes N, Porcu E, Borini A (2009) Over 900 oocyte cryopreservation babies born with no apparent increase in congenital anomalies. Reprod Biomed Online 18:769–776

Patrizio P, Bernal PD, Kahn J, Chang CC, Shapiro D, Nagy PZ (2011) Ongoing implantations and baby rate per vitrified oocyte during third party reproduction using gametes from an egg bank. Fertil Steril 96(suppl.):S 53–S54

Potdar N, Gelbaya TA, Nardo LG (2014) Oocyte vitrification in the 21st century and post-warming fertility outcomes: a systematic review and meta-analysis. Reprod Biomed Online 29:159–176

Quintans CJ, Donaldson MJ, Urquiza MF, Carretero I, Pasqualini RA, Horton M, Pasqualini RS (2012) Live birth of twins after IVF of oocytes that were cryopreserved almost 12 years before. Reprod Biomed Online 25:603–607

Rienzi L, Romano S, Albricci L, Maggiulli R, Capalbo A, Baroni E, Colamaria S, Sapienza F, Ubaldi F (2010) Embryo development of fresh 'versus' vitrified metaphase II oocytes after ICSI: a prospective randomized sibling-oocyte study. Hum Reprod 25:66–73

Schenker JG, Weinstein D (1978) Ovarian hyperstimulation syndrome: a current survey. Fertil Steril 30:255–268

Seifer DB, Baker VL, Leader B (2011) Age-specific serum anti-Müllerian hormone values for 17,120 women presenting to fertility centers within the United States. Fertil Steril 95:747–750

Shkedi-Rafid S, Hashiloni-Dolev Y (2011) Egg freezing for age-related fertility decline: preventive medicine or a further medicalization of reproduction? Analyzing the new Israeli policy. Fertil Steril 96:291–294

Simchen MJ, Yinon Y, Moran O, Schiff E, Sivan E (2006) Pregnancy outcome after age 50. Obstet Gynecol 108:1084–1088

Szell AZ, Bierbaum RC, Hazelrigg WB, Chetkowski RJ (2013) Live births from frozen human semen stored for 40 years. J Assist Reprod Genet 30:743–744

The Practice Committees of the ASRM and the Society for Assisted Reproductive Technology (2013) Mature oocyte cryopreservation: a guideline. Fertil Steril 99:37–43

von Wolff M, Germeyer A, Nawroth F (2015) Fertility preservation for non-medical reasons -controversial but increasingly common. Dtsch Arztebl Int 112:27–32